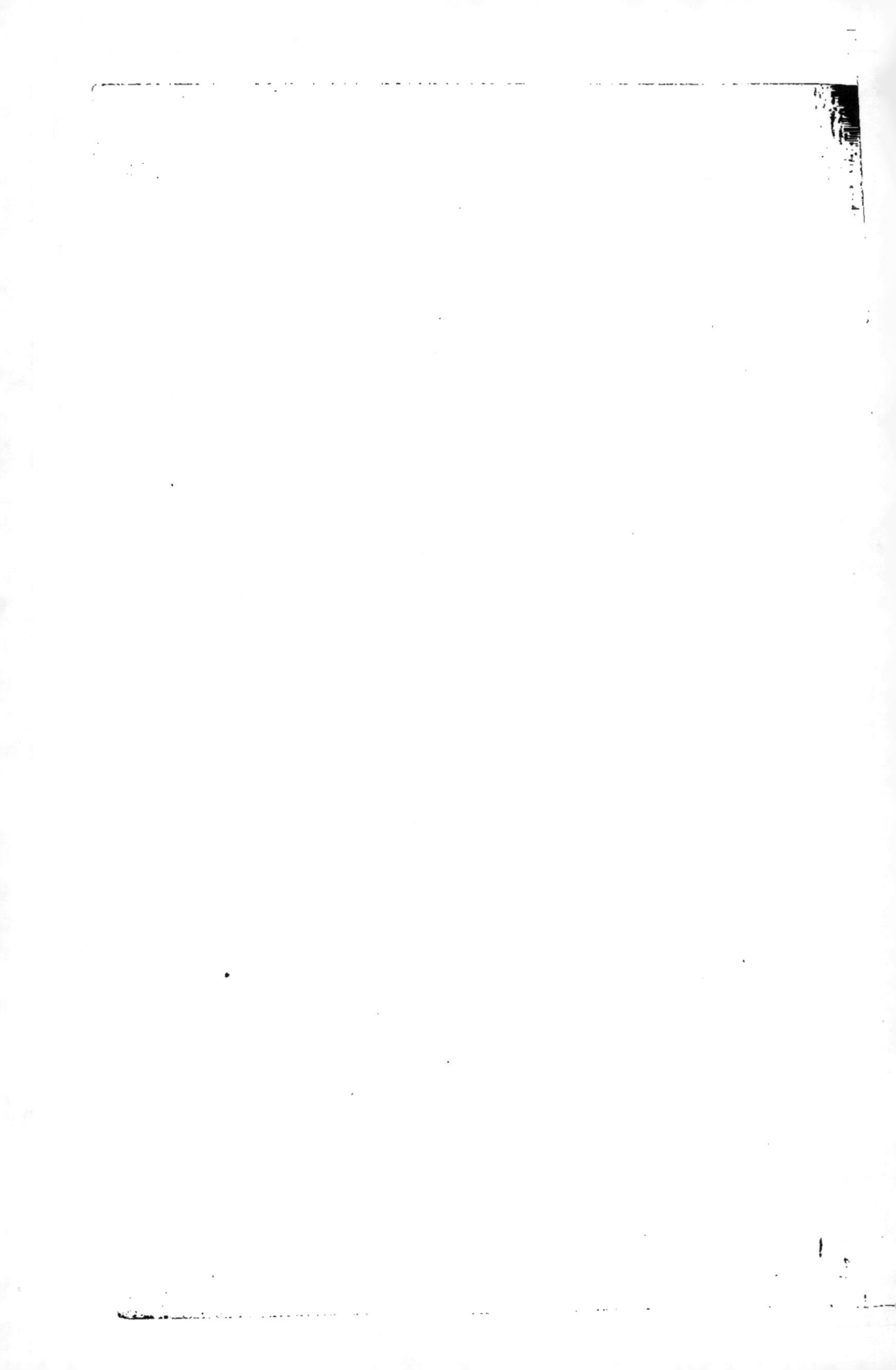

EXPÉRIENCES

CONSTATANT

L'ÉLECTRICITÉ DU SANG CHEZ LES ANIMAUX VIVANTS.

LETTRE DE M. J. BÉCLARD,

Professeur agrégé à la Faculté de médecine de Paris,
Membre de l'Académie impériale de médecine.

RÉPONSE

PAR H. SCOUTETTEN,

Docteur et professeur en médecine, membre correspondant de l'Académie impériale
de médecine de Paris, Officier de la Légion d'honneur, Commandeur des ordres
impériaux de Saint-Stanislas de Russie et du Medjidié de Turquie,
Membre de l'Académie des sciences, lettres et arts de Metz, etc.

METZ.

IMPRIMERIE F. BLANC, RUE DU PALAIS.

—

1863.

EXPÉRIENCES

CONSTATANT

L'ÉLECTRICITÉ DU SANG CHEZ LES ANIMAUX VIVANTS.

LETTRE DE M. J. BÉCLARD.

RÉPONSE

PAR H. SCOUTETTEN.

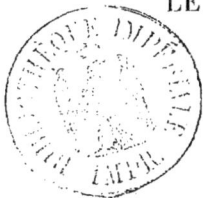

Les savants comprennent trop bien les conséquences physiologiques et médicales qui doivent découler de la démonstration de l'*électricité du sang chez les animaux vivants,* pour ne pas craindre, en acceptant trop facilement le fait, de se laisser entraîner à une illusion ; aussi, parmi eux, plusieurs ont-ils élevé des objections dignes de la plus sérieuse attention.

Déjà, dans une première publication, nous avons répondu à M. Dechambre, rédacteur en chef de la *Gazette hebdomadaire de médecine et de chirurgie;* aujourd'hui nous nous adressons à M. J. Béclard, l'un des professeurs distingués qui continuent à maintenir la gloire de la Faculté de médecine de Paris.

Voici d'abord la lettre de notre honorable confrère adressée à M. Dechambre.

A Monsieur le Rédacteur en chef de la Gazette hebdomadaire.

« Mon cher confrère,

» Vous me faites l'honneur de me consulter au sujet de la communication faite à l'Académie de médecine par notre savant confrère, M. Scoutetten, dans la séance du 14 août dernier, sur l'*électricité du sang.* Je m'empresse de répondre à votre appel.

» J'aurais désiré vous satisfaire en peu de mots, mais le sujet n'est pas aussi simple qu'il le parait. Pour bien comprendre l'influence que peuvent exercer sur les résultats obtenus les méthodes suivies dans la recherche des courants, il sera nécessaire d'invoquer quelques-unes des lois de l'électricité dynamique, et de rappeler quelques points de son histoire. Veuillez donc excuser l'étendue de cette lettre ; je serai pourtant aussi bref que possible.

» Ainsi que vous le rappelez vous-même dans la GAZETTE HEBDOMADAIRE du 7 août, des expériences sur le même sujet ont été faites autrefois par Bellingeri. Au nom de Bellingeri vous auriez pu ajouter ceux de quelques-uns de ses devanciers, et en particulier les noms de Vassali et de Pfaff. Comme il ne s'agit point ici d'une question de priorité, nous n'examinerons que le travail de Bellingeri ; expérimentant après les deux autres, il a eu recours à des procédés analogues.

» Les recherches de Bellingeri sont consignées dans les MÉMOIRES DE L'ACADÉMIE ROYALE DE TURIN. Son premier travail est intitulé : *Sulla electricità del sangue nelle malattie* (t. XXIV, p. 107, et en extrait dans les *Bulletins de la Société philomathique* pour 1823) ; le second porte pour titre : *In electricitatem sanguinis, urinæ et bilis animalium*

(t. XXXI, p. 295, 1827). Ce que Bellingeri paraît surtout s'être proposé, c'est de déterminer le degré de ce qu'il appelle la *faculté* ou le *pouvoir* électrique du sang. Son premier mémoire se termine ainsi : « 1° Dans les phlegmasies aiguës il y a diminution dans la *faculté électrique* du sang; 2° dans les maladies chroniques le contraire a lieu; 3° le sang *ne donne pas constamment* au sortir de la veine l'électricité positive; 4° dans certains cas d'inflammation grave, l'électricité du sang veineux est *négative;* 5° au début d'une phlébotomie, le sang est *moins électrique* que celui qui coule à la fin. »

» Les conclusions que je viens de transcrire prouvent encore que, dans la pensée de Bellingeri, le sang veineux est *ordinairement* chargé d'électricité positive, ce qui n'est pas précisément en rapport avec les opinions que vous lui prêtez sur l'autorité du Dictionnaire de médecine. Dans ce premier mémoire, Bellingeri ne parle que du sang veineux, et non du sang artériel. Dans le second mémoire, où il s'occupe de l'étude comparative du sang veineux et du sang artériel, il ne songe pas à les opposer l'un à l'autre sous le rapport de la nature différente des deux électricités. Il cherche l'électricité libre, dont il croit le sang chargé, et il s'efforce surtout de signaler les différences de tension électrique entre le sang veineux et le sang artériel. Dans sa pensée, les deux sangs sont normalement chargés d'électricité positive, mais la charge électrique du sang veineux l'emporte sur celle du sang artériel.

» Examinons le procédé à l'aide duquel Bellingeri a cru pouvoir mettre en évidence l'électricité libre dans le sang. Après avoir renoncé à l'électromètre de Vassali, ainsi qu'à un instrument construit par son collègue Avogadro, Bellingeri a recours à un appareil très-sensible, fort employé à cette époque, ainsi que de nos jours, dans ce genre de recherches. Cet appareil, désigné sous le nom de *patte galvanoscopique,* n'est autre chose qu'un membre postérieur de grenouille dépouillé de sa peau, et dont le nerf sciatique a été conservé dans une aussi grande longueur que possible, c'est-à-dire jusqu'à la colonne vertébrale. La patte galvanoscopique est, en effet, une sorte de galvanomètre, ou un instrument révélateur de courants, dans lequel l'énergie de la contraction sert de mesure approximative pour les intensités.

» Bellingeri commençait par régler son galvanoscope. A cet effet, la patte étant placée sur une lame de verre, il disposait une plaque de laiton sous la masse musculaire de la cuisse, et une autre plaque de même métal sous la partie libre du nerf; puis il réunissait ces deux plaques à l'aide d'un arc métallique également de laiton. Ainsi qu'on le sait, l'établissement du circuit déterminait la contraction des muscles par la production du courant musculaire, courant qui se produit également sans intervention d'aucun métal lorsqu'on touche la surface musculaire avec le tronc nerveux lui-même.

» Ici, la patte était à la fois l'organe producteur et l'organe révélateur du courant. Lorsque le courant musculaire était épuisé, c'est-à-dire lorsque la patte avait cessé de se contracter sous l'influence de l'arc métallique homogène, ce qui arrive au bout d'un certain temps, Bellingeri remplaçait la plaque de laiton sur laquelle reposait la masse musculaire, par une plaque métallique d'étain ou de plomb, tout en conservant sous le nerf la plaque de laiton. Lorsqu'on réunissait ces deux plaques à l'aide d'un arc métallique, la contraction musculaire reparaissait, mais la patte n'était plus alors qu'un simple galvanoscope mettant en évidence le courant engendré par les deux métaux hétérogènes, au contact d'une matière organique humide pénétrée de liquides salins, et jouant le rôle d'électrolyte.

» Il ne restait plus qu'à mettre le sang en expérience. Ce liquide, extrait par une saignée, soit de la veine jugulaire, soit de l'artère maxillaire (veau, mouton, cheval), était placé dans un verre. L'expérimentateur établissait la communication entre la plaque de laiton placée sous le nerf et le sang contenu dans le verre à l'aide d'un conducteur de *laiton ;* la plaque de plomb placée sous la masse musculaire était reliée au sang par un conducteur de fer. Le circuit était dès lors établi, et Bellingeri constatait que la patte galvanoscopique entrait en contraction.

» Partant de cette donnée, reconnue inexacte, que dans un circuit formé de deux métaux, et dont les deux extrémités sont appliquées l'une sur le muscle et l'autre sur le nerf, c'est au point de contact des deux métaux, c'est-à-dire au sommet de l'arc, qu'il faut rechercher la source de la force électromotrice. Bellingeri qui, dans les expériences dont nous parlons, avait remplacé le sommet de l'arc par le sang lui-même, plaçait naturellement dans le sang l'origine du courant observé ; de là, suivant lui, la démonstration expérimentale de l'existence de l'*électricité libre* dans le sang.

» Dans l'expérience dont nous parlons, c'est bien en effet dans le sang que prend naissance la force électromotrice, mais non pas comme Bellingeri l'entendait.

» Au contact avec le sang de ces deux métaux hétérogènes, dont l'un est plus attaquable que l'autre, il se produit un courant, mais le liquide sanguin n'est que le milieu où il apparaît. Ce courant prend naissance au contact du liquide et du métal et en vertu d'une action chimique provoquée. Ce courant n'existait pas tout formé dans le sang : les métaux ne le recueillent pas, ils l'engendrent. Ajoutons que dans les expériences de Bellingeri les plaques métalliques de nature différente, placées sous le nerf et sous la masse musculaire, étaient de nature soit à renforcer le courant, soit à l'atténuer, suivant que la direction du courant accessoire déterminé en ces points était de même sens que le courant principal ou de sens contraire. Il n'est pas nécessaire d'être profondément versé dans l'étude de l'élec-

tricité dynamique pour comprendre que la nature différente des métaux plongés dans le liquide d'exploration,
aussi bien que la nature différente des plaques métalliques
disposées sous le nerf et sous la masse musculaire, suffit
amplement à déterminer la production d'un courant, ainsi
que la contraction galvanoscopique qui n'en est que la
conséquence.

» On conçoit aisément, d'après ce qui précède, que les
recherches de M. Scoutetten échappent aux objections que
soulèvent les expériences de Bellingeri. En effet, M. Scoutetten opère avec un seul métal, le platine, et ce métal est
de tous les métaux le plus inaltérable. L'expérimentateur
introduit dans l'artère carotide, d'un côté, et dans la veine
jugulaire du côté opposé, des tubes de verre ouverts à leurs
extrémités, renfermant dans leur intérieur des lames de
platine ; puis, au moyen de fils de platine dont ces lames
sont munies, il établit le circuit à l'aide d'un galvanomètre.
Or, lorsque le circuit est fermé, l'aiguille du galvanomètre
est déviée, et elle accuse le passage d'un courant se diri-
geant, dans le fil du galvanomètre, du sang artériel vers
le sang veineux, et par conséquent, dans les organes, du
sang veineux vers le sang artériel. Dans une autre série
d'expériences, l'expérimentateur place dans deux compar-
timents séparés par une cloison poreuse, d'un côté du sang
artériel, et de l'autre du sang veineux récemment obtenus
par une double saignée, et, à l'aide de lames de platine
immergées dans chacun de ces deux sangs, il obtient le
même résultat, soit un courant dirigé du sang artériel au
sang veineux dans le circuit métallique, et du sang veineux
au sang artériel dans la masse du liquide. D'où M. Scoutetten tire la conclusion qu'il y a normalement un dégage-
ment constant d'électricité de nom contraire dans les deux
sangs, électricités qui, d'ailleurs, se recombinent dans l'in-
timité des tissus.

» Les expériences de M. Scoutetten démontrent-elles ce

qu'il annonce? La masse du sang artériel est-elle positive, et la masse du sang veineux négative, ainsi qu'il semble résulter des recherches de notre savant confrère; ou bien ne serait-ce qu'une apparence?

» Vous savez, mon cher confrère, que ce qui différencie essentiellement le sang artériel du sang veineux, c'est surtout la différence de couleur, différence liée à la nature du mélange gazeux dissous dans les deux sangs. Vous savez que c'est à l'oxygène très-faiblement uni aux globules que le sang artériel doit sa couleur vermeille. Dans le sang artériel, il y a un mélange gazeux qui n'est pas le même que celui du sang veineux; le rapport proportionnel de l'oxygène avec l'acide carbonique est différent. Or, les gaz dissous dans les liquides peuvent, sous l'influence du platine, donner naissance à des courants.

» De ce fait capital en électro-dynamique, signalé pour la première fois par M. Schönbein, M. Grove a tiré une des plus heureuses applications de la théorie dans la construction de sa pile à gaz. Il est parfaitement établi aujourd'hui, je le répète, que l'action des fluides élastiques, dans leur contact avec un liquide électrolytique, peut, sous l'*influence du platine*, développer des courants électriques. Cet effet, produit par les lames de platine, est dû au pouvoir que possède ce métal de condenser les gaz à sa surface, et de prendre ainsi des états électriques différents, ou, en d'autres termes, de se *polariser*. Il s'ensuit que, lorsqu'on unit métalliquement des lames placées dans des liquides séparés par des lames poreuses et chargées de gaz ou de mélanges gazeux différents, l'électricité négative de l'une des lames se réunit avec l'électricité positive de l'autre, d'une manière continue, de manière à donner naissance à un courant, et ce courant est lui-même accompagné de phénomènes chimiques au sein de l'électrolyte. Le point de départ de tout cet ensemble de phénomènes est dans le platine.

» Dans les expériences de M. Scoutetten, ne se produit-il

pas des phénomènes de même nature? Le courant observé par lui est bien celui qui doit se produire dans la supposition où il serait dû à l'action prépondérante de l'oxygène dans le sang artériel. Ce courant est dirigé, en effet, dans le circuit métallique interposé, du sang artériel au sang veineux.

» En résumé, et jusqu'à démonstration contraire, nous inclinons à penser que, dans les expériences de M. Scoutetten, de même que dans celles de Bellingeri, le métal employé à la démonstration des courants n'en est pas seulement le révélateur, mais le producteur.

» Agréez, etc.

» JULES BÉCLARD. »

———✦———

Metz, le 10 septembre 1863.

A Monsieur J. Béclard, professeur à la Faculté de médecine de Paris.

Monsieur et très-honoré professeur,

C'est au retour d'un voyage en Suisse et en Savoie, où je poursuivais mes recherches sur les eaux minérales, que je lis votre lettre insérée dans le n° 33 de la *Gazette hebdomadaire*.

Je suis très-heureux d'apprendre que le rédacteur en chef de ce journal, M. Dechambre, a eu la bonne pensée de vous consulter au sujet de la communication que j'ai faite à l'Académie des sciences (Institut), le 27 juillet, et à l'Académie de médecine de Paris, le 4 août dernier, communication ayant pour objet : *l'électricité du sang chez les animaux vivants*. Votre réponse m'intéressait vivement, je l'ai méditée avec toute l'attention que commande l'autorité acquise à votre nom par vos importants travaux.

Déjà M. le docteur Dechambre lui-même avait soulevé, dans le numéro du 7 août de son journal, des objections auxquelles j'ai répondu, pendant mon voyage, par une longue lettre datée d'Aix, en Savoie, et insérée dans la *Gazette hebdomadaire* du 11 septembre. J'y réfute plusieurs assertions inexactes, et je démontre que les expériences de Bellingeri étaient mal conçues, que le courant électrique qu'il obtenait était le résultat d'une action chimique provoquée par le contact de deux métaux hétérogènes humectés par des liquides contenant des sels divers.

Vos recherches historiques confirment celles que j'ai faites, c'est un premier point acquis, mais j'ajoute que les expériences de Bellingeri n'ont aucune analogie avec les miennes, que jamais cet auteur n'a songé à constater la *réaction électrique produite par le contact du sang rouge avec le sang noir*, que c'est là la véritable question scientifique, pouvant offrir de l'intérêt par elle-même et par les conséquences qui en découlent.

Les recherches de Bellingeri, dirigées par des idées erronées, n'ont abouti qu'à un travail sans valeur ; il est tombé promptement dans l'oubli, aucun auteur ne le cite, vous-même ne l'avez pas indiqué dans votre savant et consciencieux ouvrage (*Traité élémentaire de physiologie humaine*, 1862), ni dans votre article sur le sang, inséré dans l'*Anatomie générale*, ouvrage de votre illustre père.

Tout change immédiatement après la publication de mes expériences ; Bellingeri reparaît, je ne suis plus qu'un imitateur. Je dois à la vérité de déclarer qu'en commençant mes recherches, je ne connaissais nullement le travail de Bellingeri ; ce n'est que plus tard, au moment où j'ai eu l'intention

de faire ma communication aux corps savants, que je me
suis enquis de ce qui avait pu être fait dans la direction
que je suivais. Lorsque je l'ai su, je me suis cru autorisé
à dire : « *Qu'il n'existe pas de travaux entrepris dans le
but de prouver l'existence et de déterminer le caractère de
la réaction électrique du sang rouge sur le sang noir.* »
(Note adressée à l'Institut.)

Cette question vous préoccupe peu. « *Il ne s'agit point
ici d'une question de priorité*, dites-vous : Permettez-moi
de ne pas partager votre avis ; ne serait-ce que sous le rapport historique, il importe souvent de connaître le point
de départ d'une idée, d'en suivre les développements, de
constater les travaux qu'elle a provoqués et les conséquences
scientifiques qu'elle a déterminées.

Venons aux faits importants. Vous dites (p. 531 du journal) : « Vous savez que c'est à l'oxygène très-faiblement
uni aux globules que le sang artériel doit sa couleur vermeille. Dans le sang artériel, il y a un mélange gazeux qui
n'est pas le même que celui du sang veineux ; le rapport
proportionnel de l'oxygène avec l'acide carbonique est différent. Or, les gaz dissous dans les liquides peuvent, sous
l'influence du platine, donner naissance à des courants. »

Vous ajoutez : « De ce fait capital en électro-dynamique,
signalé pour la première fois par M. Schönbein, M. Grove
a tiré une des plus heureuses applications de la théorie
dans la construction de sa pile à gaz. Il est parfaitement
établi aujourd'hui, je le répète, que l'action des fluides
élastiques, dans leur contact avec un fluide électrolytique,
peut, sous *l'influence du platine*, développer des courants
électriques. Cet effet, produit par les lames de platine, est
dû au pouvoir que possède ce métal de condenser les gaz
à sa surface, et de prendre ainsi des états électriques différents, ou, en d'autres termes, de se *polariser*. »

Vous terminez par la conclusion suivante : « En résumé,
et jusqu'à démonstration contraire, nous inclinons à penser

que, dans les expériences de M. Scoutetten, de même que dans celles de Bellingeri, le métal employé à la démonstration des courants n'en est pas seulement le révélateur, mais le producteur. »

Je regrette d'être radicalement en désaccord avec un homme de votre mérite, mais, de même que dans l'intérêt de la science, vous avez cherché à prouver mon erreur, vous me permettrez d'essayer de démontrer la vôtre.

Je vais être forcé, pour appuyer mes arguments, de faire un peu de science; vous me le pardonnerez, car je n'ai nulle intention de faire montre d'une érudition que les livres rendent facile.

Vous savez parfaitement qu'il existe, ou plutôt qu'il a existé deux théories pour expliquer la cause du développement de la force électromotrice : *la théorie de contact* et *la théorie chimique ;* la première est celle de Volta ; elle a été adoptée par des physiciens distingués, notamment par Ohm qui, en 1827, l'a prise comme point de départ pour établir ses lois fondamentales. La seconde a pour défenseurs les hommes les plus éminents dans la science : Wollaston, Œrsted, MM. Becquerel, Matteucci, et surtout MM. Faraday et de la Rive qui, par des expériences multipliées et par des arguments rigoureux, paraissent avoir fixé définitivement la question.

Je ne puis supposer que vous êtes un partisan du passé ; vous admettez certainement la théorie nouvelle, et cependant vous paraissez l'oublier lorsque vous dites : « Il est parfaitement établi aujourd'hui que l'action des fluides élastiques, dans *leur contact* avec un fluide électrolytique, peut, sous *l'influence du platine,* développer des courants électriques. »

Les choses ne se passent pas ainsi dans la pile de Grove que vous prenez pour exemple. Le courant électrique, constaté par le galvanomètre, est produit par des *réactions chimiques,* phénomènes qui se passent aux points de contact

des gaz, du liquide et de la lame de platine. Les lames de
platine ne servent qu'à fixer les gaz; l'oxygène, à l'état
naissant, rencontre, à la surface de l'une des lames de
métal, l'hydrogène, également à l'état naissant, lequel se
combine avec lui; il en est de même pour l'hydrogène qui
se combine avec l'oxygène adhérent à la surface de l'autre
lame de platine.

Votre exemple n'est donc pas heureusement choisi, puisque, de l'avis de tous les savants, les phénomènes électriques qui se produisent ne sont pas dus à un *effet de
contact,* mais bien à une *action chimique.*

Ce n'est pas là toute l'erreur. Vous dites : « Les gaz dissous dans les liquides peuvent, sous l'influence du platine,
donner naissance à des courants. » C'est vrai, dans les li-
mites que j'ai indiquées, lorsque les gaz peuvent se combiner pour former un corps nouveau; il n'en est plus ainsi
lorsque la combinaison chimique n'est pas possible. Pour
décider de quel côté, entre vous et moi, est la vérité,
cherchons quels gaz sont contenus dans le sang, et voyons
si les combinaisons chimiques sont possibles.

Les gaz contenus dans le sang sont au nombre de trois :
l'oxygène, l'azote et *l'acide carbonique;* ils sont dans le
sang à l'état de dissolution, à peu près comme l'air atmos-
phérique l'est dans l'eau ordinaire : ce sont vos paroles que
je cite (*Traité élémentaire de physiologie humaine,* p. 362).

Si votre théorie est juste, ces gaz doivent se combiner,
sous l'influence du platine, pour donner naissance à de
l'électricité; précisément cela n'a pas lieu, le phénomène
est même impossible.

Des expériences multipliées ont démontré à M. Grove et
à beaucoup d'autres physiciens, que l'oxygène, en présence de l'azote ou du protoxyde d'azote, ne détermine,
dans les conditions indiquées, aucune action chimique, et
que, par suite, on n'observe pas *la moindre trace de
courant électrique* (Grove, *Arch. de l'électricité,* t. 3,

p. 489. — De la Rive, *Traité d'électr.*, t. 2, p. 670. — Gavarret, *Traité d'électr.*, t. 1ᵉʳ, p. 574).

Mais, s'il en est ainsi avec l'azote, n'en est-il pas au-
trement avec l'acide carbonique ? Nullement ; l'oxygène et
l'acide carbonique en présence restent inactifs, conséquem-
ment ils ne peuvent déterminer un courant électrique.

Vous terminez votre lettre en disant : « En résumé, et,
jusqu'à démonstration contraire, nous inclinons à penser
que dans les expériences de M. Scoutetten, de même que
dans celles de Bellingeri, le métal employé à la démonstration des courants n'en est pas seulement le *révélateur,*
mais le *producteur.* »

J'aime à penser que la démonstration que je viens de
donner, en m'appuyant sur les autorités les plus compé-
tentes, modifiera votre opinion ; que vous reconnaîtrez qu'il
n'y a nulle analogie entre les expériences de Bellingeri et
les miennes, et qu'en procédant comme je l'ai fait, le métal
n'a été que le *révélateur* et nullement le *producteur.*

D'ailleurs, pour dissiper le dernier doute et rendre toute
objection impossible, voici un nouveau mode d'expérimen-
tation :

Afin d'éviter tout contact métallique et même celui du
verre, de la faïence ou de la porcelaine, qu'on peut ac-
cuser, comme on l'a fait, de décompositions susceptibles
de production d'électricité, on se sert d'un vase en cire
blanche, de la capacité d'un litre, on prend, pour vase
poreux, l'appendice cœcal d'un veau ou d'un mouton, les
bords de l'ouverture de ce sac membraneux sont enroulés
sur un anneau en bois auquel sont fixés des fils de soie
destinés à le tenir suspendu, les électrodes en platine sont
mises dans de petits sachets remplis de charbon de sucre
destiné à absorber les gaz et à empêcher la polarisation
des lames, on pourrait peut-être même, comme l'a fait
M. Becquerel, remplacer le platine par des électrodes en
charbon de cornue. Tout étant ainsi disposé, le sang noir

est versé dans le vase en cire, le sac membraneux, contenant le sang rouge, plonge dans le sang veineux, les électrodes sont mises dans l'un et l'autre liquide, enfin le circuit étant fermé par des fils métalliques aboutissant à un bon galvanomètre, le courant se produit aussitôt, ce qui prouve que l'électricité n'est pas due à l'influence du métal sur les gaz.

Puisque l'électricité produite par le contact du sang artériel avec le sang veineux ne peut pas avoir l'origine que vous *inclinez* à lui attribuer, à quelle cause faut-il la rapporter ?

Évidemment à l'action chimique déterminée par les deux liquides sanguins.

« M. Becquerel, dit M. de la Rive (t. 2, p. 634), est le premier physicien qui ait montré qu'en faisant réagir l'une sur l'autre deux dissolutions conductrices de l'électricité. et capables d'exercer mutuellement l'une sur l'autre une action chimique, quelque faible qu'elle soit, on obtient une manifestation électrique sous forme de courant. »

Or, qu'est-ce que le sang ? c'est une dissolution saline composée, sur 1000 grammes, de 790 grammes d'eau, de 10 grammes de matières extractives et de sels divers, principalement de chlorures, de carbonates et phosphates alcalins à base de soude et de potasse, de fer, et d'une foule de substances accidentelles introduites par l'absorption digestive.

La composition du sang est donc essentiellement variable ; en outre, le sang artériel contient constamment un excès d'oxygène transporté par les globules rouges, mais dont il se sépare facilement ; c'est ce gaz qui, agissant sans cesse sur les corps avec lesquels il est en contact, détermine principalement des actions chimiques productrices d'électricité, et comme le sang artériel contient plus d'oxygène que le sang veineux, le courant électrique prend le signe positif conformément à la loi formulée en ces termes : « *Deux corps qui se combinent prennent des*

états électriques contraires, et les conservent tant que dure
la réaction chimique; celui qui joue le rôle de l'oxygène
ou de l'acide prend la tension positive; celui qui joue le
rôle du métal ou de la base prend la tension négative. »
(Gavarret, t. 1er, p. 401).

Cette question pourrait être le sujet de plus amples développements, mais cette lettre est déjà bien longue; lui
donner plus d'étendue, serait vous fatiguer de détails que
vous connaissez parfaitement; les explications présentées
suffiront, je l'espère, pour vous démontrer que mes expériences concordent avec les lois actuelles de la science, et
que le métal employé à la manifestation du courant, n'en
est pas le *producteur,* mais bien le *révélateur.*

Veuillez agréer, Monsieur et très-honoré professeur, l'ex-
pression des sentiments de haute considération de votre
serviteur,

SCOUTETTEN.

P. S. La discussion vient de faire un pas important;
notre illustre savant, M. le professeur Dumas, après avoir
analysé quelques travaux récents sur l'électricité, adressés
à l'Académie des sciences (Institut), séance du 31 août 1863,
s'est exprimé ainsi :

« Toutefois, de ce que l'on ne constate aucune trace
» d'électricité à la surface du corps humain, il ne faut pas
» en conclure qu'il n'en existe pas dans nos organes. Ceci
» serait contraire aux théories les plus modernes. L'élec-
» tricité n'est que, sous une de ses formes, la manifestation
» du mouvement. Là où il y a mouvement, il y a production
» d'électricité. MM. Sanna-Solaro et Ch. Musset pensent
» avoir démontré les propriétés électriques des rayons so-
» laires; il n'y a là rien d'inadmissible. Un rayon calori-

» fiqùe ou lumineux n'est, pour notre corps ou notre œil,
» que la traduction du mouvement moléculaire; pourquoi
» ce mouvement ne produirait-il pas non plus de l'élec-
» tricité? Or, tout est mouvement dans nos organes; il
» est donc permis de croire à l'existence d'un flux élec-
» trique dans le corps des animaux; M. le docteur Scou-
» tetten vient, du reste, *de mettre hors de doute l'électri-*
» *cité du sang.* » (*Extrait textuel du Cosmos, revue en-*
cyclopédique hebdomadaire, 4 septembre 1863, page 272).

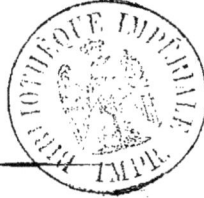

METZ. — IMP. F. BLANC, RUE DU PALAIS. — 1863.

109

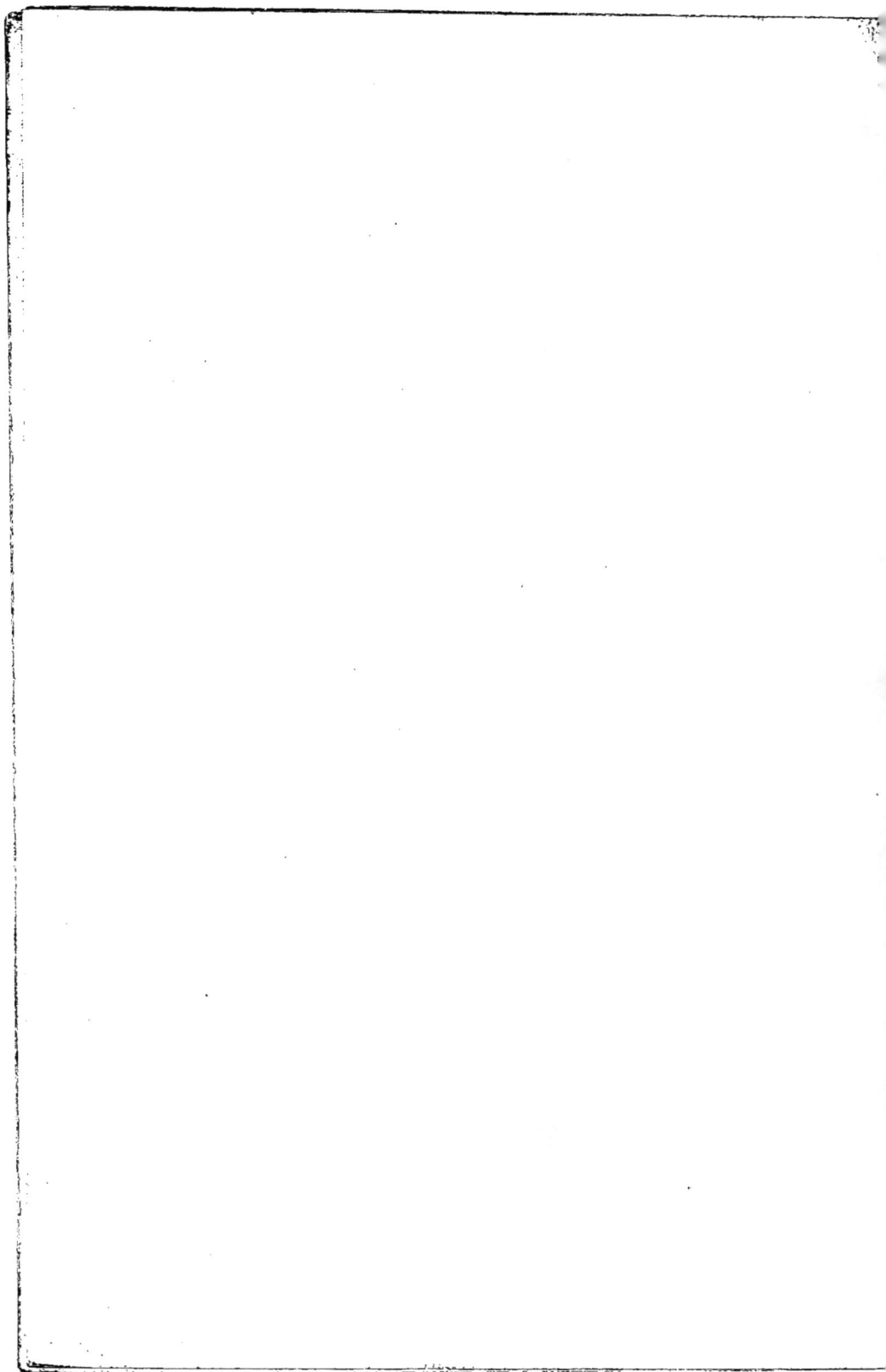